Nour Louati

Regulação da aloimunização anti-eritrocitária

Nour Louati

Regulação da aloimunização anti-eritrocitária

Doença das células falciformes

ScienciaScripts

Imprint
Any brand names and product names mentioned in this book are subject to trademark, brand or patent protection and are trademarks or registered trademarks of their respective holders. The use of brand names, product names, common names, trade names, product descriptions etc. even without a particular marking in this work is in no way to be construed to mean that such names may be regarded as unrestricted in respect of trademark and brand protection legislation and could thus be used by anyone.

Cover image: www.ingimage.com

This book is a translation from the original published under ISBN 978-620-6-73126-9.

Publisher:
Sciencia Scripts
is a trademark of
Dodo Books Indian Ocean Ltd. and OmniScriptum S.R.L publishing group

120 High Road, East Finchley, London, N2 9ED, United Kingdom
Str. Armeneasca 28/1, office 1, Chisinau MD-2012, Republic of Moldova, Europe
Managing Directors: Ieva Konstantinova, Victoria Ursu
info@omniscriptum.com

Printed at: see last page
ISBN: 978-620-3-24574-5

ÍNDICE DE CONTEÚDOS

1

Introdução

A anemia falciforme é uma hemoglobinopatia autossómica recessiva que afecta principalmente as pessoas que vivem nas Índias Ocidentais e na África Central e do Norte. (1)É a hemoglobinopatia mais difundida no mundo. (2)Caracteriza-se por uma mutação no gene da globina ß, que resulta na produção de uma hemoglobina anormal, a hemoglobina S, responsável pela falcização dos glóbulos vermelhos (hemácias) num ambiente pobre em oxigénio. (3)Esta hemoglobina anormal é responsável pelas complicações agudas e crónicas da doença, incluindo anemia hemolítica, crises vaso-oclusivas, acidentes vasculares cerebrais, dor induzida pela morfina, síndrome torácica aguda e priapismo.

A transfusão de sangue continua a ser um tratamento fundamental no tratamento desta doença. (4)De facto, 60 a 90% das pessoas com doença falciforme receberam transfusões ao longo da sua vida. (5)A transfusão é utilizada para reduzir os níveis de hemoglobina S e, por conseguinte, para prevenir ou tratar as complicações desta doença, sob a forma de uma transfusão simples ou de uma transfusão de troca, quer num contexto agudo, quer como parte de um protocolo de transfusão a longo prazo.

O maior risco imunológico da transfusão é a aloimunização anti-eritrocitária, que pode levar a reacções imunohemolíticas graves, ao atraso na entrega de glóbulos vermelhos compatíveis e até a situações de impasse transfusional.

A aloimunização pode manifestar-se quer pela aquisição de um ou mais aloanticorpos (Ac) que dificultam as transfusões subsequentes, quer por um evento hemolítico imediato ou retardado. Além disso, existe uma complicação transfusional específica da doença falciforme, que é a hiper-hemólise pós-transfusional. Ocorrendo imediatamente ou após um atraso, é definida como uma queda na concentração de hemoglobina para um valor abaixo do valor pré-transfusional.

É secundária à hiper-hemólise, que afecta igualmente os glóbulos vermelhos autólogos que são simplesmente "espectadores" de um fenómeno que não lhes diz respeito (*hemólise stander*). O mecanismo da hiper-hemólise ainda não foi claramente identificado. (6)Os anticorpos irregulares nem sempre são encontrados após um episódio deste género.

(7)Este risco aloimunização é particularmente elevado na anemia falciforme, com uma frequência que varia muito de um estudo para outro, indo de 6 a 35%, com uma mediana de 25%. (8)(9)No nosso país, a aloimunização continua a ser uma complicação frequente nos doentes com anemia falciforme, com frequências de 14% na região de Sfax e de 16% na região de Tunes.

(911)(1214)Alguns estudos relataram taxas mais elevadas de aloimunização na doença falciforme em comparação com outras doenças que requerem transfusões múltiplas - enquanto outros não encontraram esses resultados - .

Esta disparidade de resultados de aloimunização, quer entre a doença falciforme e outras patologias tratadas por transfusões múltiplas, quer no seio da própria doença falciforme, levanta questões sobre as razões pelas quais os doentes falciformes desenvolvem taxas mais elevadas de aloimunização anti-eritrocitária e as diferenças de resposta aos antigénios eritrocitários (Ag) de um doente para outro, o que implica a necessidade de fazer um balanço dos conhecimentos actuais sobre esta matéria.

Realizámos uma revisão geral da literatura com o objetivo de compreender melhor os mecanismos que regulam a aloimunização nesta população altamente vulnerável e, consequentemente, melhorar a gestão do risco através da implementação de uma estratégia transfusional preventiva sempre que possível.

Materiais e métodos

1. Estratégia de pesquisa

Foi efectuada uma pesquisa na base de dados eletrónica Pub Med para identificar os mecanismos pelos quais a aloimunização é regulada em doentes com anemia falciforme. Foram utilizados os seguintes termos MeSH "regulation or mechanisms or pathophysiology - alloimmunisation - sickle cell disease". Foram considerados os textos completos citados até setembro de 2019, bem como a maioria de suas referências para um estudo mais amplo.

2. Critérios de seleção

A seleção dos artigos teve em conta os seguintes critérios de inclusão:

- revistas ou artigos de investigação, incluindo os publicados na Tunísia,
- aloimunização secundária a uma transfusão de sangue
- aloimunização apenas em doentes com células falciformes

3. Extração de dados

Dois revisores independentes verificaram cada artigo e extraíram os seguintes dados dos estudos elegíveis: nome do primeiro autor, ano publicação, país de origem, origem étnica da população estudada, natureza dos aloanticorpos detectados, frequência e fisiopatologia da aloimunização, factores de risco ou mecanismos que se pensa estarem envolvidos na aloimunização ou que estão atualmente a ser estudados.

Resultados

A aloimunização na doença falciforme foi detectada há mais de cinquenta anos e continua a ser mal compreendida. Existem muitos mecanismos fisiopatológicos e factores predisponentes sugeridos:

1. Mecanismos de aloimunização anti-eritrocitária

A aloimunização anti-eritrocitária envolve várias etapas, incluindo o reconhecimento do Ag presente na hemácia do dador, o processamento e a apresentação do Ag pelo sistema HLA de classe II ao recetor de células T (TCR), a ativação de linfócitos T auxiliares CD4+ (Ly Th2), a interação de linfócitos T e B e, finalmente, a diferenciação de células B em plasmócitos (Figura 1).

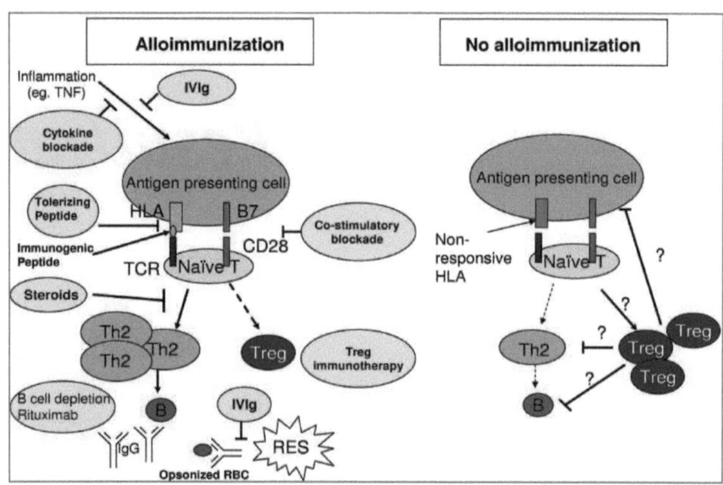

1Figura: Diagrama hipotético da resposta imunitária aos antigénios dos glóbulos vermelhos em   em doentes alo e não aloimunizados (25).

São descritos vários factores envolvidos na aloimunização. As acções preventivas e as fases específicas da prevenção da aloimunização são apresentadas a amarelo. Além disso, os modos de ação O   modelo   hipotético prevê que o estado inflamatório crónico presente na doença falciforme cria um microambiente com aumento de citocinas inflamatórias, o que favorece as células apresentadoras de antigénios (APCs), como os macrófagos e as células dendríticas, a aumentar a fagocitose das hemácias transfundidas, e também favorece a geração de péptidos imunogénicos pelas APCs. O repertório HLA do paciente ditará se esses peptídeos são   se   estes   péptidos   são apresentados a células T auxiliares (Th) CD4+ ingénuas ou não. Nos doentes aloimunizados, a frequência de Th2 aumenta, o que está normalmente associado a uma resposta imunitária humoral, e a atividade das Treg está diminuída. Nos doentes com anemia falciforme que podem ter uma predisposição genética para não aloimunizar, os péptidos apresentados pelas APC podem ser menos imunoestimulantes, de modo que as células CD4+ naive são tolerantes e levam à indução de células T reg que podem diminuir as células Th2 e/ou B e diminuir a atividade das Treg.   As células Th2 e/ou B e activam as APCs ("?").

Estudos em murinos e em seres humanos mostraram que o processo de aloimunização ao Ag eritrocitário pode ser modulado em cada uma destas fases por factores adquiridos e genéticos, embora a relevância destes factores para a aloimunização na doença falciforme não tenha sido totalmente elucidada.

São necessárias diferenças antigénicas entre dadores e receptores de CGR para o desencadeamento inicial da aloimunização. (16–21)Na doença falciforme, vários estudos demonstraram que o risco de aloimunização aumenta com o aumento do número de transfusões.

(21)(22)Além disso, as mulheres têm uma taxa mais elevada de aloimunização, o que em parte pela exposição durante a gravidez .

Nem todos os doentes desenvolvem alo-AC após a exposição a uma transfusão de CGR. Isto aplica-se não só a doentes com doença falciforme mas também a todos os receptores de politransfusões. (23)Um estudo recente de modelação matemática apoiou a hipótese de que os doentes aloimunizados representam um grupo geneticamente distinto, com maior suscetibilidade à sensibilização dos glóbulos vermelhos. Neste grupo, apenas 30% produzirão Ac, o que levanta a possibilidade de que os factores do recetor, incluindo a natureza doença subjacente, possam influenciar a aloimunização em receptores de risco. Os receptores podem assim ser classificados como respondedores e não respondedores.

(23–25)Atualmente, muitos estudos conduziram a uma melhor compreensão destes mecanismos receptores "dependentes", mas existe ainda um vasto campo de investigação para compreender plenamente todos os factores envolvidos.

2. Factores que predispõem à aloimunização

Uma revisão da literatura revelou numerosos factores que predispõem os doentes com células falciformes à aloimunização.

É feita uma distinção entre os factores relacionados com os receptores de CGR, ou seja, os específicos da doença falciforme, e os relacionados com os CGR transfundidos.

2.1. Factores relacionados com o dador de sangue ou com o CGR transfundido

2.1.1. Tipo de CGR transfundido: fenotipado ou padrão

Desde a utilização sistemática de CGR com fenotipo RH-KEL1 em doentes com transfusão de células falciformes, a aloimunização anti-eritrocitária diminuiu em alguns países, uma vez que a maioria dos anticorpos (Ac) anteriormente encontrados apareciam nestes sistemas.

(26)O estudo de Norol et al. registou uma redução na prevalência de aloimunização em doentes com células falciformes de 30,6% no caso de transfusão de CGR padrão para 8,2% no caso de CGR fenotipados. (27)Do mesmo modo, num estudo com 32 crianças falciformes que recebiam sessões mensais de eritrocitoferese, Grodfey et al. relataram uma redução nas taxas de aloimunização (de 0,189/100 para 0,053/100) após a utilização de CGR compatíveis com Ag C, E e Kell . (8)Num estudo realizado no Centro Regional de Transfusão de Sangue de Sfax (CRTS) em 54 grandes doentes falciformes, o estudo da aloimunização mostrou que a maioria específica de Rhesus e KEL e que se desenvolveu após a transfusão de CGR normais. Este facto também foi referido no estudo de Nawel et al (8).

(28)Castro et al. demonstraram que a fenotipagem nos sistemas Rhesus e KEL pode prevenir a aloimunização em 53% dos doentes que desenvolvem alo-Ac, e em 70% se a fenotipagem for alargada aos sistemas Ss, Duffy e Kidd. A transfusão de CGR fenotipados reduziria o risco de aloimunização e melhoraria a transfusão de doentes com doença falciforme.

2.1.2. Número de CGR transfundidos e episódios de transfusão

O segundo fator que influencia o risco de aloimunização é o número cumulativo de glóbulos vermelhos recebidos. No entanto, esta noção foi recentemente posta em causa.

(7,8,15,2225)(26)(32)De facto, enquanto alguns estudos não associaram a elevada taxa de aloimunização ao número de unidades transfundidas ou de episódios transfusionais realizados - e foi mesmo sugerido que o risco de aloimunização é mínimo após 10 a 20 transfusões e que 50% dos doentes imunizados produzem o seu 1stAc antes do 8th episódio transfusional, (22, 2631outros estudos -) mostraram uma forte correlação entre a prevalência de aloimunização e o número de transfusões recebidas. (18)Rosse et al relatam um risco de aloimunização que persiste mesmo após a transfusão de 50 ou 100 unidades de CGR em 1814 pacientes transfundidos para síndromes falciformes graves. (33)Silvy et al referem um risco de 61% de produção de um novo Ac por um doente imunizado em cada nova transfusão.

2.1.3. Efeito imunomodulador das transfusões

(34)A transfusão de sangue tem um efeito imunossupressor, independentemente da patologia subjacente. Este efeito é ainda mais acentuado quando se utiliza sangue depletado de leucócitos e quando o doente está esplenectomizado ou em estado de asplenia funcional.

(35)Vários autores recomendam a utilização de unidades de sangue leucoreduzidas antes do armazenamento que, para além do seu efeito benéfico na redução da aloimunização, reduzem as reacções transfusionais, os estados refractários às de plaquetas e a transmissão de agentes infecciosos.

(36,37)No que diz respeito ao papel do baço na formação de alo-Ac, é quase irrefutável que a esplenectomia reduz a frequência de alo-imunização até 20 vezes na população em geral, mas tal continua a ser difícil de demonstrar nos doentes falciformes, dada a idade jovem em que se iniciam as transfusões e a falta de conhecimento do momento em que o baço é verdadeiramente não-funcional, facto que difere de um doente falciforme para outro.

2.1.4. Polimorfismo dos antigénios do grupo sanguíneo entre o dador e o recetor

O polimorfismo do grupo sanguíneo Ag entre o dador e o recetor é um dos factores que influenciam a aloimunização mais bem documentados na literatura.

As diferenças antigénicas entre as hemácias do dador e do recetor são necessárias para o desencadeamento inicial da aloimunização. O Ac produzido pelo recetor é dirigido contra o Ag presente nas hemácias transfundidas. (39)O polimorfismo desses Ag varia entre populações e pode ser um grande obstáculo à transfusão ideal para pacientes falciformes.

2.1.4.1. Em populações de raças heterogéneas

(30,40,41)Em populações heterogéneas, onde diferenças na composição racial entre dadores e receptores, o risco de aloimunização é particularmente elevado. É o caso das populações caucasianas como dadores de sangue e das populações afro-caribenhas como receptores. (42)(42)De facto, num estudo francês realizado por Meunier et al. , os autores mostraram que, em doentes com células falciformes que vivem na França continental, o risco de imunização é aumentado devido ao polimorfismo étnico do grupo sanguíneo Ag (GS), entre dadores, 95% dos quais são de origem caucasiana, e receptores de origem afro-caribenha.

Estes doentes de origem afro-caribenha apresentam uma série de particularidades imunohematológicas em comparação com a população dadora, que é caucasiana. (43)Estas particularidades encontram-se a vários níveis: ao nível dos Ag comuns com diferentes frequências de expressão, nomeadamente para os Ag dos sistemas Rhesus (RH), Duffy (FY), Kidd (JK) e MNS, na presença de Ag variantes parciais ou enfraquecidas, ao nível de fenótipos raros caracterizados pela ausência de um Ag de alta frequência nos sistemas RH, KEL, FY e MNS e ao nível dos Ag de baixa frequência nos sistemas RH e KEL (quadro I).

❖ **Polimorfismo de fenótipos e antigénios comuns**

A frequência de expressão do Ag D é de 85% na população caucasiana e ligeiramente superior nas populações afro-caribenhas. As principais diferenças dizem respeito ao Ag C e Ag E, que são frequentemente expressos na população caucasiana e não são expressos em grande medida nas populações africanas e das Índias Ocidentais. (39)O fenótipo Dce é o fenótipo RH mais frequentemente encontrado em indivíduos de origem afro-caribenha (50 a 75%), enquanto a sua frequência é inferior a 2% em indivíduos de origem caucasiana. Assim, se um doente com células falciformes for transfundido com sangue de um dador caucasiano, o doente poderá aloimunizar-se produzindo um anticorpo anti-C.

Para além do sistema RH, encontramos os grupos sanguíneos Duffy (FY), Kidd(Jk) e MNS, para os quais AgFY1(Fya), JK2 (Jkb) e MNS3 (S) são frequentemente expressos por dadores de origem caucasiana e pouco expressos por doentes de origem afro-caribenha (66% vs 10% ; (43)74% vs 49%; 51% vs 31%, respetivamente), daí a frequência dos Ac correspondentes nos doentes e a hemólise pós-transfusional associada. Assim, um doente afro-caribenho que seja imune a um certo número de Ags comuns pode rapidamente encontrar-se numa situação em que as unidades disponíveis se tornam cada vez mais raras.

❖ **Presença de antigénios variantes parciais ou enfraquecidos**

Outro fator a ter em conta em relação às particularidades imuno-hematológicas dos indivíduos afro-caribenhos é a existência de Ag variantes parciais ou enfraquecidas. Certas variantes, raras na população caucasiana, são frequentemente encontradas na população afro-caribenha e podem levar à aloimunização.

Estes são Ags D e C parciais, caracterizados por uma perda de epítopos imunogénicos. (44,45)Os doentes portadores de um Ag C+ parcial, uma ocorrência frequente na população afro-caribenha, podem produzir um anti-C dirigido contra os epítopos não expressos se receberem hemácias C+ de dadores caucasianos. (46)(45)Sabendo-se que a produção de auto-Ac é frequente na população falciforme, um anti-C associado a um C parcial pode ser erradamente considerado como um auto-Ac e não seria tido em conta na seleção de CGR. (47,48)Do mesmo modo, os anti-D, anti-e, anti-RH18 ou anti-RH34 podem ser facilmente confundidos com auto-Ac em doentes com células falciformes que são frequentemente aloimunizados. Este facto aumenta o risco de eventos hemolíticos pós-transfusionais se estes Ags parciais não forem identificados e respeitados. Os indivíduos com RH Ag parcial devem receber RGCs RH Ag negativos.

Os doentes com uma variante Ag "enfraquecida" têm uma expressão Ag quantitativamente reduzida, mas os epítopos não são sistematicamente imunizantes. No entanto, algumas variantes parciais também podem ter uma expressão enfraquecida. Para muitos Ages RH fracos, não se sabe se os doentes podem ou não ficar aloimunizados quando expostos ao Ag completo.

(49)A elucidação do contexto molecular destas variantes HR na população de origem africana, com mais informações sobre a incidência de Acassociated, deverá estar disponível.

❖ **Polimorfismo de fenótipos raros**

(50)Os fenótipos eritrocitários raros são caracterizados pela ausência de expressão de um Ag de alta frequência (KEL: 1, -2), e pela ausência de expressão de todos ou alguns dos Ag comuns ao sistema (Rh nulo, D - -, JK: -1, -2 ...) ou mesmo por uma combinação de haplótipos raros em sistemas cujo locus inclui vários genes (RH: -1, 2, -3, -4, 5) . Um certo número de fenótipos raros encontra-se apenas em populações afro-caribenhas. São descritos principalmente nos sistemas RH, KEL, FY e MNS.

*O **mais conhecido é o fenótipo FY: -1, -2 (Fy (a- b-))**:

Trata-se de um fenótipo raro em comparação com a população de dadores de referência na França continental. De facto, este fenótipo é particularmente comum na população negra (quase 70%). Regra geral, a transfusão destes doentes não coloca problemas de maior porque, embora possam produzir anti-FY1, é excecional que produzam anti-FY2 ou anti-FY3.

(51)**O segundo fenótipo raro encontrado é o fenótipo MNS: -3, -4, -5 (S-, s-, U-):** A perigosidade do Ac anti-MNS5 está bem estabelecida.

São encontradas três especificidades raras do sistema RH: RH: -46 (fenótipo RN; origem Peul); RH: -18 (HrS negativo; origem Bantu); RH: -34 (HrB negativo).

A estes 3 fenótipos deve ser acrescentada a existência de RH5(e) Ag parcial, cuja expressão homozigótica pode conduzir a um impasse transfusional. A exposição a glóbulos vermelhos com um fenótipo RH comum através de transfusão ou gravidez pode induzir a produção de Ac anti-RH46, anti-RH18, anti-RH34 e anti-RH5, respetivamente. Em todos os casos, estes Ac são potencialmente perigosos e requerem a utilização de unidades de sangue com um fenótipo raro equivalente.

*Por último, *deve ser mencionado um fenótipo raro encontrado apenas em populações afro-caribenhas: o fenótipo KEL: -7 (Jsb-).*

Isto coloca um problema para o recrutamento de dadores, uma vez que este fenótipo não é detectado com reagentes comerciais.

❖ Polimorfismo antigénico de baixa frequência

O último nível de particularidades imuno-hematológicas das populações afro-caribenhas é representado pelos Ag eritrocitários de baixa frequência ou Ag "privados". Um certo número de Ag são considerados "privados" na população de referência de dadores da França metropolitana, enquanto que na população afro-caribenha são, de facto, altamente prevalecentes. (51)É o caso do Ag RH20 ou VS , que se encontra em mais de 26% dos indivíduos negros e é praticamente inexistente na população caucasiana.

Do mesmo modo, o KEL6 Ag (Jsa) é encontrado em quase 20% dos indivíduos de raça negra. Por fim, há uma série de Ag de baixa frequência associadas a variantes D parciais caraterísticas de indivíduos negros (RH23 para

DVa, RH30 para DIVa). No entanto, estes são raros, uma vez que seguem a frequência dos Ds parciais correspondentes.

Em regra, estes Ags "privados" não colocam quaisquer problemas particulares num contexto de transfusão convencional. No entanto, devem ser tidos em conta quando a transfusão requer sangue com um fenótipo eritrocitário raro.

2.1.4.2. Em populações de raças homogéneas

(52,53)A hipótese da disparidade antigénica não parece estar suficientemente envolvida no processo de aloimunização noutras populações, como a nossa, que é bastante homogénea. (52,53)(54,55)Em doentes com anemia falciforme no Uganda e na Jamaica, onde os dadores e os doentes são racialmente homogéneos, as taxas de aloimunização foram de 6,1% e 2,6%, respetivamente, comparáveis às frequências de aloimunização relatadas para a população geral destes dois países (1% a 6%).

I(43)Quadro I: Diferenças nos grupos sanguíneos entre dadores e receptores.

Categoria	% em dadores caucasianos	% entre os beneficiários afro-caribenhos
Antigénios comuns		
Grupo ABO		
A	43	27
B	9	20
O	44	49
AB	4	4
RH		
D	85	92
C	69	27
E	29	20
c	90	96
e	98	98
KEL		
K	9	2
FY		
Fy^a	66	10
Fy^b	83	23
JK		
Jk^a	77	92
Jk^b	74	49
MNS		
S	51	31
s	89	93
Antigénios RH parciais		
D parcial na categoria D+	1	7
C parcial entre C+s	0	30
e parcial entre os e+	0	2
Antigénios de baixa incidência		
VS(RH20)	0,01	26-40
Jsa(KEL6)	0,01	20
Tipos de sangue raros		
U negativo(MNS:-5)	0	1
Negativo(HR:-18)	0	0,1
HR negativo(-34)	0	0,1
RN(RH :-46)	0	0,1

| Jsbn negativo (KEL:- 7) | 0 | 1 |

2.2. Factores ligados ao recetor (específicos da doença falciforme)

(23,56)Os dados da literatura sugerem a presença de factores de risco ligados ao recetor, sejam eles genéticos ou adquiridos, envolvidos no desenvolvimento de aloAc . A relevância destes factores na aloimunização de doentes com anemia falciforme ainda não foi totalmente elucidada.

2.2.1. Idade do recetor aquando das primeiras transfusões

A resposta imunitária pode ser influenciada pela idade do doente falciforme na altura das primeiras transfusões. No entanto, os resultados que comparam a frequência da aloimunização em crianças e adultos são contraditórios.

(7,8,23,31,57,58)Várias séries relataram que a frequência da aloimunização diminui quando o tratamento transfusional começa cedo na infância. Num estudo francês de uma coorte pediátrica de 152 crianças com doença falciforme da África negra (75%), das Índias Ocidentais (18%) e do Norte de África (7%), a taxa de aloimunização relacionada com a transfusão foi de 23,4%. (8)Em contrapartida, noutra coorte de adultos seguida na região de Île-de-France, a taxa de imunização pós-transfusão foi de 47% .

(46)(59)Num outro estudo efectuado nos Estados Unidos 29% das crianças com células falciformes transfundidas desenvolveram aloAb, em comparação com 47% dos adultos com células falciformes. Do mesmo modo, Hmida al. referiu frequências significativamente mais elevadas de aloimunização em doentes com células falciformes com idades compreendidas entre os cinco e os dez anos, em comparação com os doentes com menos de cinco anos.

Foram avançadas várias hipóteses para explicar estes resultados:

- uma capacidade reduzida de produzir anticorpos em bebés devido à imaturidade imunológica;

- indução de tolerância imunitária ao Ag eritrocitário através de transfusões precoces repetidas.

(8,30)Por outro lado, alguns estudos não encontraram uma relação significativa entre a idade em que a transfusão começou e a aloimunização.

2.2.2. Sexo do destinatário

(60)Sabemos que as mulheres têm um maior potencial de imunização do que os homens, independentemente de qualquer historial obstétrico. No entanto, esta noção foi recentemente posta em causa pelos dados actuais sobre a doença falciforme.

(46)(22)(8,9,21)Embora alguns estudos tenham referido que a imunização anti-eritrocitária é mais frequente em mulheres com doença falciforme, o que se explica, em parte, pela exposição durante a gravidez, outros não demonstraram que seja esse o caso.

2.2.3. Raça dos destinatários

A associação entre o risco de aloimunização e a raça do recetor foi claramente estabelecida.

Foi demonstrado que os doentes negros são mais susceptíveis à aloimunização do que os doentes brancos que receberam um número semelhante de transfusões.

(16)Elliott et al. registaram frequências de aloimunização de 30% em 107 doentes negros com anemia falciforme, em comparação com 5% noutro grupo de doentes brancos politransfundidos, constituído por 11 talassémicos e 8 aplasias da medula óssea, apesar do elevado número de transfusões neste último grupo. Os autores sugerem que a diferença entre os dois grupos se deve a diferenças raciais.

2.2.4. Factores imunogenéticos

As alterações nas células T reguladoras em doentes aloimunizados, bem como as anomalias na imunidade inata, foram recentemente implicadas na produção de alo-Ac em doentes com células falciformes. Outros factores incluem diferenças no genótipo HLA classe II e polimorfismos em genes imunoreguladores (TRIM 21, CD81).

2.2.4.1. Tipo de moléculas HLA e capacidade de apresentação do antigénio dos glóbulos vermelhos

O sistema HLA classe II do doente é um preditor genético fundamental da resposta ao Ag de hemácias, afectando a capacidade dos receptores para conhecer e apresentar determinados péptidos (derivados do Ag de hemácias). (61–64)Para além disso, determinados tipos de HLA podem estar mais associados a um fenótipo de "resposta".

(63,64)(65)(66)De facto, a apresentação dos Ag dos eritrócitos foi estudada em alguns estudos humanos, e pensa-se agora que existe uma restrição HLA para alguns Ag dos eritrócitos, como o Fya e potencialmente o Kell , mas não para outros, em particular o RH (D) .

Por exemplo, nos caucasianos, a formação de Ac dirigidos contra o Ag Fya está fortemente associada aos alelos DRB1 04 e DRB1 15, à semelhança das observações de que o HLA-DRB3 * 0101 e o HLA-DQB1 * 0201 são os principais intervenientes na aloimunização ao Ag plaquetário HPA-1a.

(63)Em comparação com o Fya, o KEL1 Ag eritrocitário é altamente imunogénico, provavelmente porque os potenciais péptidos derivados do KEL1 Ag podem ligar-se a múltiplas moléculas HLA, como indicado pela grande variedade de fenótipos HLA II encontrados em indivíduos que produzem anti-KEL Ac .

(61)O alelo HLA-DRB1 * 1503 tem sido associado a um risco acrescido de aloimunização anti-eritrocitária, independentemente da especificidade do mAb, ao passo que o HLA-DRB1 * 0901 parece conferir proteção contra a aloimunização. Estes dados mais recentes sugerem que, para além da ligação direta entre o HLA de classe II e a especificidade do mAb, os alelos HLA podem também modular a aloimunização a um nível não específico do Ag.

2.2.4.2. Alterações da atividade dos linfócitos T reguladores

A alteração da atividade dos linfócitos T reguladores (Tregs) foi recentemente implicada na fisiopatologia da resposta T em doentes imunizados, ao afetar a resposta dos Ly Th2 efectores (T effs), o que é suscetível de induzir a produção de alo-Ac em doentes falciformes transfundidos.

A identificação destas interações entre os T regs e os T effs poderá, no futuro, permitir-nos caraterizar os biomarcadores associados à aloimunização e abrir caminho a novas terapêuticas para prevenir a aloimunização anti-eritrocitária (Figura 1).

❖ Regulação deficiente dos linfócitos T efectores

A estimulação das Teffs requer a interação de péptidos apresentados por moléculas HLA de classe II e o TCR dos linfócitos T circulantes (Figura 1). A ativação das células T pode ser modulada por reguladores Ly Th2 (Tregs).

(67)(68)Os dados obtidos em modelos de ratinhos indicam que as Tregs inibem a extensão e a frequência da aloimunização e que os indivíduos aloimunizados têm uma atividade Treg mais baixa e, por conseguinte, são incapazes de suprimir a produção de Ac em comparação com os indivíduos não aloimunizados.

(69,70)(71)Os possíveis mecanismos de supressão de Ac mediados por Tregs incluem a inibição das células B produtoras de Ac, direta ou indiretamente, através da supressão da função Teff. Por conseguinte, é provável que qualquer redução do número ou da atividade das Tregs aumente a probabilidade de produção de Ac.

(72)Em seres humanos, num estudo de doentes com células falciformes cronicamente transfundidos, Bao et al, em 2011, encontraram uma função supressora de Treg periférica reduzida e uma resposta Th2 prejudicada com interferão-gama circulante elevado mas interleucina 10 baixa em comparação com doentes não aloimunizados .

(73)Para além da diminuição da função das Treg em doentes com anemia falciforme aloimunizados, Bao et al , em 2013, também encontraram uma diminuição da atividade das células B reguladoras (B regs) nestes doentes, particularmente na sua capacidade de inibir a expressão de citocinas pró-inflamatórias pelos monócitos.

(23)No entanto, continua por determinar se este compartimento imunoregulador alterado é herdado geneticamente, como previsto pela modelação matemática, ou se a alteração se instala apenas depois de o doente ter sido aloimunizado.

❖ Aumento das respostas dos linfócitos T efectores

O resultado de um estado imunoregulador enfraquecido é um aumento das funções efectoras, incluindo um aumento da resposta das células T.

(72)Num estudo que envolveu apenas doentes falciformes transfundidos, relatámos uma resposta imunitária alterada a favor de uma resposta Th2, sendo estas células conhecidas pelo seu papel na regulação da imunidade humoral, no grupo de doentes falciformes aloimunizados. No entanto, continua por determinar se estas desregulações também afectam outros doentes não falciformes aloimunizados.

Para além das Teffs, que estão aumentadas nos doentes com anemia falciforme aloimunizados, as Ly Th foliculares (Tfh), em particular as que expressam TIGIT (T-cell immunoreceptor with immunoglobulin and immunoreceptor tyrosine based inhibitory domains) (Tfh TIGIT+),(74)as principais células efectoras especializadas na cooperação com os linfócitos B para induzir a resposta primária de Ac, bem como no apoio à diferenciação dos linfócitos B em células B produtoras de Ac, estão aumentadas.

(74)+ Godefry et al , sugerem que, embora as frequências de Tfh TIGIT+ e os níveis de expressão de TIGIT por célula sejam comparáveis entre doentes com e sem anemia falciforme, as células TfhTIGIT de doentes com anemia falciforme segregam mais IL-21 e expressam mais marcadores coestimuladores de células B, como o co-estimulador de células T induzível (ICOS) e o ligando CD40 (CD40L) (Figura 2);ICOSe ligando CD40 (CD40L) (Figura 2). Isto foi explicado pelo aumento da sinalização TIGIT em doentes aloimunizados ou, inversamente, por uma deficiência nas respostas mediadas por TIGIT e nas vias de sinalização em doentes não aloimunizados.

+(24)Estão atualmente em curso outros estudos para caraterizar as diferenças nas respostas mediadas por TIGIT entre doentes com células falciformes aloimunizados e não aloimunizados, a fim de identificar potenciais biomarcadores associados a TfhTIGIT . Estes estudos servirão de ajuda para o desenvolvimento estratégias terapêuticas específicas baseadas na inibição da TfhTIGIT+.

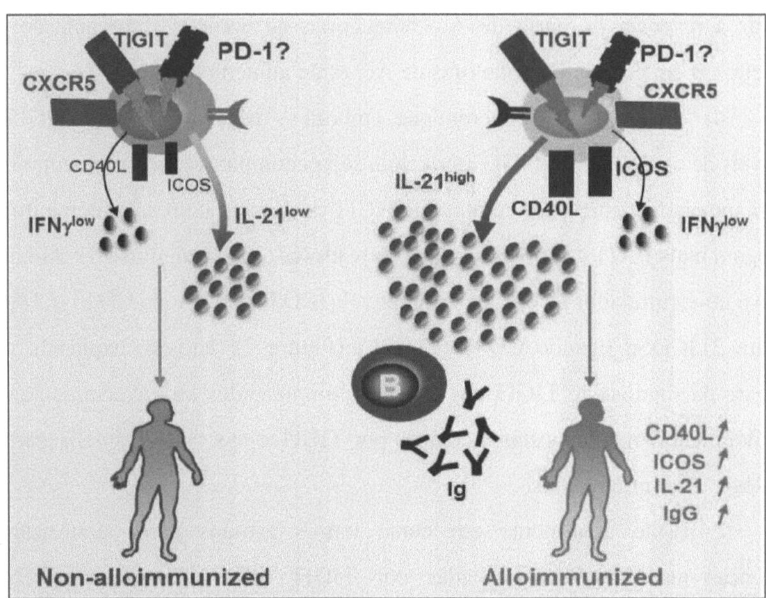

2+ (24)**Figura: Diferenças na atividade do Tfh TIGIT entre doentes com e sem anemia falciforme.**

Os dados sugerem que os doentes com células falciformes aloimunizados têm níveis comparáveis de receptores TIGIT e frequências de TIGIT+ Tfh com os doentes não aloimunizados. No entanto, a atividade funcional dos Tfhs difere entre os dois grupos: os Tfhs TIGIT+ de doentes com células falciformes não aloimunizados expressaram menos marcadores coestimuladores de células B (co-estimulador de células T induzível (ICOS) e ligando CD40 (CD40L)) e produziram menos IL-21; isto foi explicado por diferenças na sinalização dos receptores TIGIT entre os dois grupos. Consequentemente, os Tfh falciformes não aloimunizados são menos eficazes a ajudar os linfócitos B a produzir IgG do que os doentes falciformes aloimunizados que têm TfhTIGIT+ mais potentes.

2.2.4.3. Polimorfismo de elementos imunoreguladores (TRIM 21, CD81)

A literatura sugere que os polimorfismos nos genes imunoreguladores podem também influenciar a aloimunização anti-eritrocitária na doença falciforme.

(23)Por exemplo, o polimorfismo do TRIM 21, um gene imunoregulador próximo do gene da ß-globina, e também a sua expressão molecular Ro52 demonstraram recentemente estar associados a um aumento da taxa de aloimunização em doentes com anemia falciforme, particularmente na primeira infância .

(75)Outro estudo de SNPs (polimorfismos de nucleótido único) em doentes com células falciformes aloimunizados e não aloimunizados implicou que os polimorfismos CD81 contribuem para as respostas imunitárias dos receptores, modulando a atividade das células B e perturbando a função das células dendríticas.

(76)Recentemente, um estudo publicado em 2019 de 19 SNPs de pacientes com células falciformes alo e não aloimunizados identificou um maior risco de aloimunização para SNPs nos genes TLR1 / TANK e MALT em comparação com aqueles nos genes STAM / IFNAR1 e STAT4 .

2.2.5. Estado inflamatório da doença falciforme

Uma caraterística fundamental da doença falciforme é a persistência de um estado inflamatório crónico, mesmo num estado estável.

(68,8082)(8386)Estudos efectuados em murinos - e em seres humanos - demonstraram que, em situações inflamatórias, o Ac é produzido mais frequentemente e em níveis mais elevados, através de citocinas pró-inflamatórias.

Em humanos, outros estudos investigaram o impacto de diferentes tipos de condições inflamatórias na aloimunização anti-eritrocitária: (84)(85)(86)Um sugeriu que a ocorrência de reacções transfusionais febris pode estar associada à formação subsequente de aloAc , outro mostrou que a doença inflamatória intestinal pode ser um fator de risco para a aloimunização e outro relatou que a transfusão na altura de um episódio inflamatório agudo (como uma síndrome torácica aguda ou uma crise vaso-oclusiva) pode ter maior probabilidade de resultar na formação de aloAc do que a transfusão na ausência de doença aguda .

2.2.6. Papel da hemólise na aloimunização

A hemólise crónica presente na doença falciforme é cada vez mais aceite como um fator envolvido no processo de aloimunização através de uma enzima:

a hemoxigenase 1 (HO-1). No entanto, estão em curso estudos prospectivos para determinar se a queda da HO-1 é um precursor da aloimunização ou, pelo contrário, se a aloimunização leva a uma queda dos níveis de HO-1.

(87,88)No estado fisiológico, a hemólise das hemácias leva a uma libertação significativa de hemoglobina e da sua forma oxidada, o heme, para a circulação. (89,90)Através da sua atividade enzimática, a HO-1 degrada o hemo em bilirrubina, monóxido de carbono e ferro, conferindo assim efeitos citoprotectores e anti-inflamatórios ao reduzir a disponibilidade de hemo intracelular.

Num doente com anemia falciforme aloimunizado, os baixos níveis de HO-1 nos monócitos e macrófagos do fígado e do baço levam a uma eliminação ineficiente do hemo após a transfusão de hemácias, resultando num estado pró-inflamatório (níveis elevados de IL-12) que estimula a proliferação de células T Ly efectoras, ao mesmo tempo que inibe o desenvolvimento de células Treg, aumentando assim a probabilidade de desenvolvimento de aloAC pelos linfócitos B (Figura 3).

(91,92)Por outro lado, a eliminação eficaz do sangue em doentes não aloimunizados assegura um estado imunoregulador e anti-inflamatório (baixos níveis de IL-12, resultando numa expansão das Tregs e numa redução das Teffs) que é menos favorável à aloimunização.

(86)Em consonância com estes últimos dados, Fasano et al verificaram que a transfusão de CGR em doentes já aloimunizados em condições agudas associadas a um aumento da hemólise, como uma síndrome torácica aguda ou uma crise vaso-oclusiva, leva à formação de novas aloAs anti-eritrocitárias.

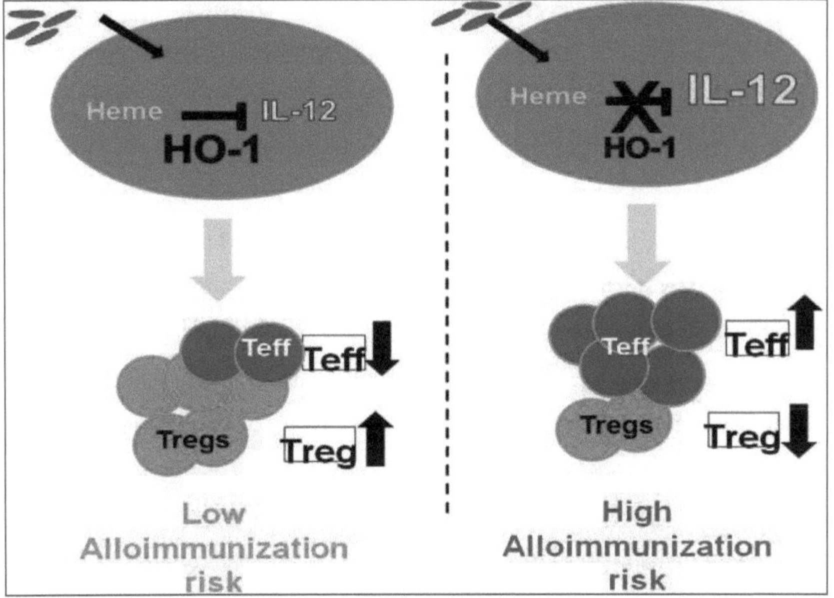

3(24)Figura: Níveis e atividade da HO-1 nas células imunitárias inatas de doentes com doença falciforme em resposta à hemólise.

Os doentes com células falciformes com uma concentração elevada de HO-1 inibem eficazmente a citocina pró-inflamatória IL-12 em resposta à presença de hemoglobina livre extracelular. Isto resulta num rácio Treg/T effplus elevado, que, por sua vez, suprime as respostas das células B e reduz o risco de aloimunização. Em contrapartida, níveis ou atividade baixos de HO-1 conduzem a uma incapacidade de tamponar a IL-12, diminuindo o rácio Treg/T eff e aumentando o risco de aloimunização.

3. Estratégias de gestão da transfusão para prevenir a aloimunização e a hemólise retardada

3.1 Regras de transfusão para doentes com doença falciforme

- Assim que a anemia falciforme for diagnosticada, recomenda-se que, sempre que possível, sejam efectuados os seguintes exames antes de qualquer transfusão. Esta avaliação deve incluir:

    - determinação dos grupos sanguíneos ABO RH-KEL. (93)Em França, a fenotipagem de eritrócitos RH-KEL1 está indicada para doentes com doença falciforme politransfundidos,

    - teste de aglutinina irregular pré-transfusional (RAI),

- fenotipagem alargada aos sistemas mais frequentemente envolvidos na imunização (sistemas Duffy, Kidd, MNS) para ter em conta o Ag imunogénico comum destes sistemas.

A prática do fenótipo alargado varia de um país para outro: em França, o fenótipo alargado é prescrito assim que se desenvolve uma aloimunização.

A utilidade e a relação custo-eficácia da fenotipagem alargada precoce não foram comunicadas, apesar do facto de poder poupar tempo valioso no tratamento transfusional de doentes com múltiplos alo- e auto-As em situações agudas.

Já estão disponíveis ferramentas moleculares para a genotipagem de Ag comuns, bem como de antigénios variantes e GS raros. Estes instrumentos são cada vez mais utilizados nos laboratórios de referência. (94)Com os avanços da tecnologia genómica, as plataformas de tipagem de ADN de elevado rendimento tornar-se-ão menos dispendiosas para a tipagem de dadores e deverão reduzir a necessidade de reagentes serológicos raros para encontrar dadores compatíveis raros .

- O tipo de produtos sanguíneos prescritos depende do RAI. Para os doentes com

Não imunizados (IRA negativo no dia da transfusão e no historial), os CGR entregues são fenotipados Rhesus (D, C, E, c, e) e KEL 1 e contados no laboratório.

Antes da transfusão, uma identificação positiva ou positividade na história de AIG deve levar a que o fenótipo dos concentrados de glóbulos vermelhos transfundidos seja alargado a sistemas GS imunogénicos para além dos sistemas Rhesus Kell, ou seja, os sistemas Kidd, Duffy e MNS. Os indivíduos com Rh Ag parcial devem receber hemácias sem estes Ag.

A Figura 4 ilustra um algoritmo que descreve a estratégia de transfusão recomendada para pacientes com doença falciforme.

- Se houver um historial de hemólise pós-transfusão ou

(95) A ineficiência transfusional, a aloimunização complexa ou a polialoimunização, as indicações transfusionais devem ser limitadas a situações de risco de vida (26). Continua a ser recomendada a racionalização das indicações transfusionais nos doentes com doença falciforme.

- Além disso, é importante ter em conta as associações HLA e de aloimunização, para que as unidades a transfundir em doentes politransfundidos possam ser selecionadas tendo em conta as suas susceptibilidades antigénicas.

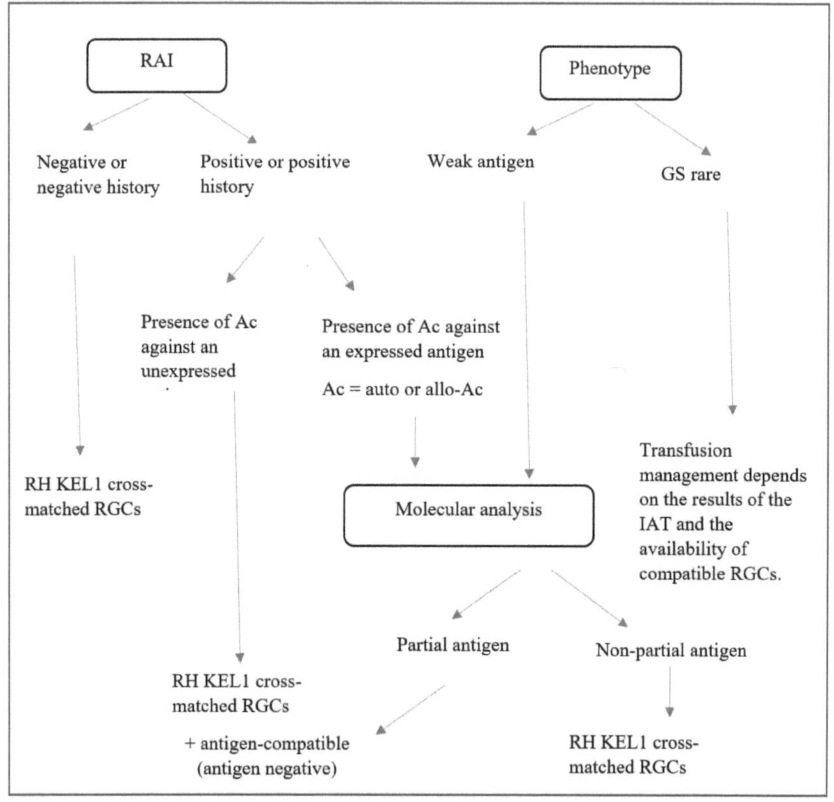

4Figura: Algoritmo de estratégia de transfusão recomendado para pacientes com doença falciforme.

Todas as recomendações se baseiam nos resultados dos testes de aglutininas irregulares (RAI) e no fenótipo alargado do doente. *Para os doentes sem anticorpos detectáveis*, sem anticorpos anteriores conhecidos (Ac) e sem fenótipo eritrocitário anormal, recomenda-se a utilização de RGCs com fenótipo RH-KEL1, depletados de leucócitos e compatíveis. Quando o Ac é identificado ou conhecido na história do doente, podem ocorrer dois cenários: (1) O antigénio correspondente (Ag) não é expresso nos glóbulos vermelhos do doente; consequentemente, o Ac é um allo-Ac e, por isso, serão transfundidos glóbulos vermelhos sem o Ag correspondente.(2) O Ag correspondente é expresso nos glóbulos vermelhos do doente e são necessários estudos serológicos e/ou moleculares para determinar se o Ac é um unallo-Ac produzido contra um Ag parcial ou um auto-Ac. Se for um allo-Ac, as hemácias devem ser fenotipadas e pareadas com RH-KEL1. No caso de um auto-Ac, não é necessária a compatibilidade com o Ag correspondente. *Relativamente ao fenótipo do doente*, devem ser consideradas 2 situações: (1) Presença de um Ag fraco, em que será necessária uma análise molecular para determinar se se trata de um Ag parcial. Se o doente não tiver Ag detetável, é preferível a transfusão com uma unidade antigénica negativa, embora também possam ser administrados hemácias antigénicas positivas, uma vez que o risco de aloimunização em doentes com Ag fraco ainda não foi determinado. (2) Outra situação é a presença de um fenótipo raro. A gestão da transfusão destes doentes é extremamente difícil devido à falta de disponibilidade imediata de unidades de sangue feno-compatíveis: transfusão autóloga, sangue de irmãos ABO e feno-compatíveis, banco de sangue de fenótipo raro.

3.2. Perspectivas de estratégias terapêuticas para prevenir a aloimunização e a hemólise retardada

Os estudos em curso devem explorar novas abordagens para inibir a aloimunização na doença falciforme. As terapêuticas imunomoduladoras, como utilização de imunodepressores, o bloqueio coestimulatório e o bloqueio de citocinas, podem ser eficazes na supressão da aloimunização (Figura 1), embora a sua utilização deva ser cautelosa dado o risco de infeção nos doentes com anemia falciforme.

(96,97)(54)O rituximab, um anticorpo monoclonal quimérico anti-humano de ratinho que se liga ao CD20 expresso em todas as células B, tem sido utilizado com êxito no tratamento da produção de auto-Ab e da hemólise na doença falciforme através da depleção das células B patogénicas produtoras de Ac. Poderá também ser eficaz em casos de aloimunização?

α(98)O bloqueio do TNF (Tumor Necrosis Fator) utilizando Ac neutralizantes anti-TNF, demonstrou recentemente inibir a aloimunização num modelo de transplante. (99,100)A inibição do TNF tem efeitos anti-inflamatórios em múltiplas vias, incluindo a ativação endotelial e o recrutamento de leucócitos, que se sabe estarem envolvidos em crises vaso-oclusivas, pelo que pode ser eficaz na doença falciforme para a supressão da aloimunização.

(101)Do mesmo modo, os agonistas dos receptores 2A da adenosina demonstraram ser eficazes no tratamento da inflamação pulmonar e das crises vaso-oclusivas em ratinhos com células falciformes, inibindo a ativação de uma variante das células NK e de outros leucócitos, e podem representar uma estratégia alternativa para limitar a aloimunização através da regulação negativa da ativação linfocitária.

(102)O bloqueio das interações co-estimulatórias entre Ly T e B, por exemplo, através da inibição da via do ligando CD40-CD40 com um Ac monoclonal anti-ligando CD40 ou da via B7 com CTLA-4Ig / Abatacept são outras opções possíveis.

(103)(67)Por último, a indução de tolerância utilizando péptidos imunodominantes derivados de polipéptidos imunogénicos ou a imunoterapia com Tregs demonstraram a sua viabilidade em estudos com ratos para inibir a produção de alo-Ac, alguns dos quais estão a ser ativamente estudados como abordagens terapêuticas adicionais para a prevenção da alo-imunização.

Conclusão

A aloimunização anti-eritrocitária é um problema grave nos doentes com anemia falciforme politransfundidos, sobretudo tendo em conta a longevidade crescente dos doentes e o número crescente de indicações transfusionais no tratamento destes doentes.

Embora os factores que influenciam a ocorrência de aloimunização sejam ainda largamente desconhecidos, os estudos publicados apontam para factores genéticos e não genéticos.

Continuam a existir desafios no diagnóstico, prevenção e gestão da aloimunização na doença falciforme. A compreensão dos mecanismos e dos factores de risco associados ajudará a desenvolver estratégias para prevenir e inibir a produção de Ac em doentes transfundidos e para preservar o prognóstico potencialmente fatal.

Estão em curso estudos em modelos de ratinhos para explicar os mecanismos imunitários moleculares envolvidos na aloimunização.

Ao mesmo tempo, são necessários estudos epidemiológicos e prospectivos cuidadosos para investigar questões críticas, incluindo a idade ideal para a exposição inicial a antigénios de hemácias. Os estudos em curso devem clarificar o papel dos factores genéticos na aloimunização e ajudar a identificar os genes de suscetibilidade que contribuem para a aloimunização.

Para o tratamento transfusional de pacientes com doença falciforme, uma revisão da política de transfusão a ser realizada em nosso país deve levar em conta os recursos disponíveis.

Referências

REFERÊNCIAS

1. OMS | Epidemiologia global dos distúrbios da hemoglobina e indicadores de serviços conexos. OMS. Disponível em: https://www.who.int/bulletin/volumes/86/6/06-036673-ab/fr/

2. R.Hafsia.Avaliação da sobrecarga de ferro durante a doença falciforme: cerca de 94 casos. Tunis Med. 2011; vol 89 (n°6):548-552.

3. Galactéros F. [Fisiopatologia da doença falciforme: dos aspectos teóricos aos práticos]. Rev Prat. Set 2004;54(14):1534-42.

4. Walter PB, Harmatz P, Vichinsky E. Iron metabolism and iron chelation in sickle cell disease. Ata Haematol. 2009;122(2-3):174-83.

5. Wanko SO, Telen MJ. Transfusion management in sickle cell disease. Hematol Oncol Clin North Am. Oct 2005;19(5):803-26, v-vi.

6. Lefrère JJ, Schvec JF. Transfusion in haematology. Montrouge: John LibbeyEurotext; 2010.

6. Win N, New H, Lee E, de la Fuente J. Hyperhemolysissyndrom in sicklecelldisease: case report (recurrentepisode) and literaturereview. Transfusion 2008;48:1231-8.

7. Pham B-N, Le Pennec P-Y, Rouger P. Anti-erythrocyte alloimmunisation. Transfus Clin Biol. Dez 2012;19(6):321-32.

8. Ben Amor I, Louati N, Khemekhem H, Dhieb A, Rekik H, Mdhaffar M, et al. Anti-erythrocyte immunisation in haemoglobinopathies: 84 cases. Transfus Clin Biol. Dez 2012;19(6):345-52.

9. Salah NB et al. Imunização anti-eritrocitária e anti-HLA durante as hemoglobinopatias. Transfus Clin Biol. 2014

10. Orlina AR, Unger PJ, Koshy M. Post-transfusion alloimmunization in patients with sickle cell disease. Am. J. Hematol. 1978;5(2):101-6.

11. Spanos T, Karageorga M, Ladis V, Peristeri J, Hatziliami A, Kattamis C. Red cell alloantibodies in patients with thalassemia. Vox Sang. 1990;58(1):50-5.

12. Mintz PD. Alloimunização a antigénios de glóbulos vermelhos por transfusão. Blood. maio de 2010;115(21):4315; resposta do autor 4315-4316.

13. Ambruso DR, Githens JH, Alcorn R, Dixon DJ, Brown LJ, Vaughn WM, et al. Experience with donors matched for minor blood group antigens in patients with sickle cell anemia who are receiving chronic transfusion therapy. TRANSFUSÃO. Fev 1987;27(1):94-8.

14. Coles SM, Klein HG, Holland PV. Alloimmunization in two multitransfused patient populations. TRANSFUSION. agosto de 1981;21(4):462-6.

15. Blumberg N, Ross K, Avila E, Peck K. As transfusões crónicas devem ser combinadas com base em antigénios que não sejam ABO e Rho(D)? Vox Sang. 1984;47(3):205-8.

16. Vichinsky EP, Earles A, Johnson RA, Hoag MS, Williams A, Lubin B. Alloimmunization in sickle cell anemia and transfusion of racially unmatched blood. NEJM. junho de 1990;322(23):1617-21.

17. Bauer MP, Wiersum-Osselton J, Schipperus M, Vandenbroucke JP, Briët E. Clinical predictors of alloimmunization after red blood cell transfusion. TRANSFUSÃO. Nov 2007;47(11):2066-71.

18. Rosse WF, Gallagher D, Kinney TR, Castro O, Dosik H, Moohr J, et al. Transfusion and alloimmunization in sickle cell disease. The Cooperative Study of Sickle Cell Disease. Blood. outubro de 1990; 76(7):1431-7.

19. Sarnaik S, Schornack J, Lusher JM. The incidence of development of irregular red cell antibodies in patients with sickle cell anemia. TRANSFUSÃO. junho de 1986;26(3):249-52.

20. Cox JV, Steane E, Cunningham G, Frenkel EP. Risk of alloimmunization and delayed hemolytic transfusion reactions in patients with sickle cell disease. Arch Intern Med. Nov 1988;148(11):2485-9.

21. Murao M, Viana MB. Fatores de risco para aloimunização em pacientes com doença falciforme. Braz J Med Biol Res. maio 2005;38(5):675-82.

22. Schonewille H, van de Watering LMG, Loomans DSE, Brand A. Red blood cell alloantibodies after transfusion: factors influencing incidence and specificity. TRANSFUSÃO. Fev. 2006;46(2):250-6.

23. Higgins JM, Sloan SR. Stochastic modeling of human RBC alloimmunization: evidence for a distinct population of immunologic responders. Blood. setembro de 2008;112(6):2546-53.

24. Yazdanbakhsh K. Redes imunorreguladoras na aloimunização de células falciformes. HEMATOL-AM SOC HEMATDec 2016;2016(1):457-61.

25. Yazdanbakhsh K, Ware RE, Noizart-Pirenne F. Aloimunização de glóbulos vermelhos na doença falciforme: fisiopatologia, factores de risco e gestão da transfusão. Blood. julho de 2012; 120(3):528-37.

26. Norol F, Nadjahi J, Bachir D, Desaint C, Guillou Bataille M, Beaujean F, et al. Transfusion and alloimmunisation in sickle cell patients. Transfus Clin Biol. Jan 1994;1(1):27-34.

27. Godfrey GJ, Lockwood W, Kong M, Bertolone S, Raj A. Antibody development in pediatric sickle cell patients undergoing erythrocytapheresis. Pediatr Blood Cancer. Dez 2010;55(6):1134-7.

28. Castro O, Sandler SG, Houston-Yu P, Rana S. Predicting the effect of transfusing only phenotype-matched RBCs to patients with sickle cell disease: theoretical and practical implications. TRANSFUSION 2002;42:684-90.

29. Shaz BH, Zimring JC, Demmons DG, Hillyer CD. Blood donation and blood transfusion: special considerations for African Americans. Transfus Med Rev. 2008 Jul;22(3):202-14.

30. Moreira Júnior G, Bordin JO, Kuroda A, Kerbauy J. Red blood cell alloimmunization in sickle cell disease: the influence of racial and antigenic pattern differences between donors and recipients in Brazil. Am J Hematol. julho de 1996;52(3):197-200.

31. Gader AGMA, Al Ghumlas AK, Al-Momen AKM. Transfusion medicine in a developing country - Alloantibodies to red blood cells in multi-transfused patients in Saudi Arabia. Transfus apher sci. Dez 2008;39(3):199-204.

32. Davies SC, Roberts-Harewood M. Blood transfusion in sickle cell disease (Transfusão de sangue na doença falciforme). Blood Reviews. junho de 1997;11(2):57-71.

33. Joep W. R. Sins, David J. Mager, Shyrin C. A. T. Davis et al . Pharmacotherapeutic strategies in the prevention of acute, vaso-occlusive pain in sickle cell disease: a systematic review. Blood. Adv. 2017 Aug 22; 1(19): 1598-1616.

34. Silvy M, Tournamille C, Babinet J, Pakdaman S, Cohen S, Chiaroni J, et al. Red blood cell immunization in sickle cell disease: evidence of a large respondent group and a low rate of anti-Rh linked to partial Rh phenotype. Haematologica. Jul 2014;99(7):e115-7.

35. Singer ST, Wu V, Mignacca R, Kuypers FA, Morel P, Vichinsky EP. Alloimmunization and erythrocyte autoimmunization in transfusion-dependent thalassemia patients of predominantly Asian descent. Blood. Nov 2000;96(10):3369-73.

36. Ameen R, Al-Shemmari S, Al-Humood S, Chowdhury RI, Al-Eyaadi O, Al-Bashir A. RBC alloimmunization and autoimmunization among transfusion-dependent Arab thalassemia patients. TRANSFUSÃO. Nov 2003;43(11):1604-10.

37. Hendrickson JE, Roback JD, Hillyer CD, Zimring JC. An Intact Spleen Is Required for Alloimmunization to Transfused Red Blood Cells Due to Intrasplenic Activation of CD4+ T Cells. Blood. Nov 2007;110(11):453-453.

38. Evers D, van der Bom JG, Tijmensen J, de Haas M, Middelburg RA, de Vooght KMK, et al. Absence of the spleen and the occurrence of primary red cell alloimmunization in humans. Haematologica. agosto de 2017;102(8):e289-92.

39. Noizat-Pirenne F. [Caraterísticas imunohematológicas na população afro-caribenha. Consequências para a segurança transfusional]. Transfus Clin Biol. junho de 2003;10(3):185-91.

40. Noizat-Pirenne F. Particularidades imunohematológicas das populações africanas e das Índias Ocidentais. Transfu clin biol. maio de 2003;10:185-91.

41. Vichinsky EP, Luban NL, Wright E, Olivieri N, Driscoll C, Pegelow CH, et al. Prospective RBC phenotype matching in a stroke-prevention trial in sickle cell anemia: a multicenter transfusion trial. TRANSFUSÃO. setembro de 2001;41(9):1086-92.

42. Luban NL. Variability in rates of alloimmunization in different groups of children with sickle cell disease: effect of ethnic background. Am J Pediatr Hematol Oncol. 1989;11(3):314-9.

43. Meunier N, Rodet M, Bonin P, Chadebech P, Chami B, Lee K, et al. Study of a cohort of 206 transfused adult sickle cell patients: immunisation, transfusion risk and resources of packed red blood cells. Transfus clin biol.Dec 2008;15(6):377-82.

44. The Blood Group Antigen FactsBook - 3ª edição. Disponível em: https://www.elsevier.com/books/the-blood-group-antigen-factsbook/reid/978-0-12-415849-8

45. Flegel WA, Wagner FF. Molecular genetics of RH. Vox Sang. 2000;78 Suppl 2:109-15.

46. Tournamille C, Meunier-Costes N, Costes B, Martret J, Barrault A, Gauthier P, et al. Partial C antigen in sickle cell disease patients: clinical relevance and prevention of alloimmunization. TRANSFUSÃO. Jan 2010;50(1):13-9.

47. Aygun B, Padmanabhan S, Paley C, Chandrasekaran V. Clinical significance of RBC alloantibodies and autoantibodies in sickle cell patients who received transfusions. TRANSFUSÃO. Jan 2002;42(1):37-43.

48. Lomas-Francis C, Yomtovian R, McGrath C, Walker PS, Reid ME. Uma confusão na identificação de anticorpos: produção de anti-D após anti-hrB. Immunohematology. 2007;23(4):158-60.

49. Noizat-Pirenne F, Lee K, Pennec P-YL, Simon P, Kazup P, Bachir D, et al. Fenótipos RHCE raros em indivíduos negros de origem afro-caribenha: identificação e segurança da transfusão. Blood. Dez 2002;100(12):4223-31.

50. Noizat-Pirenne F, Tournamille C. Relevance of RH variants in transfusion of sickle cell patients.Transfus Clin Biol. 2011;18(5):527-535)

51. Giblett ER. A Critique of the Theoretical Hazard of Inter vs. Intra-Racial Transfusion*. TRANSFUSION. 1961;1(4):233-8.

52. Storry JR. Human blood groups: inheritance and importance in transfusion medicine (Grupos sanguíneos humanos: herança e importância na medicina transfusional). J Infus Nurs. Dez 2003;26(6):367-72.

53. Natukunda B, Schonewille H, Ndugwa C, Brand A. Red blood cell alloimmunization in sickle cell disease patients in Uganda. TRANSFUSION. Jan 2010;50(1):20-5.

54. Olujohungbe A, Hambleton I, Stephens L, Serjeant B, Serjeant G. Red cell antibodies in patients with homozygous sickle cell disease: a comparison of patients in Jamaica and the United Kingdom. Br J Haematol. junho de 2001;113(3):661-5.

55. Noizat-Pirenne F, Bachir D, Chadebech P, Michel M, Plonquet A, Lecron J-C, et al. Rituximab for prevention of delayed hemolytic transfusion reaction in sickle cell disease. Haematologica. Dez 2007;92(12):e132-135.

56. Natukunda B, Brand A, Schonewille H. Red blood cell alloimmunization from an African perspective. Curr Opin Hematol. Nov 2010;17(6):565-70.

57. Hendrickson JE, Tormey CA, Shaz BH. Estratégias de mitigação de aloimunização de glóbulos vermelhos. Transfus Med Rev. Jul 2014;28(3):137-44.

58. Gill FM, Sleeper LA, Weiner SJ, Brown AK, Bellevue R, Grover R, et al. Clinical events in the first decade in a cohort of infants with sickle cell disease. Cooperative Study of Sickle Cell Disease (Estudo Cooperativo da Doença Falciforme). Blood. julho de 1995;86(2):776-83.

59. Verduzco LA, Nathan DG. Sickle cell disease and stroke. Blood. Dez 2009;114(25):5117-25.

60. Hmida S, Mojaat N, Maamar M, Bejaoui M, Mediouni M, Boukef K. Red cell alloantibodies in patients with haemoglobinopathies. Nouv Rev Fr Hematol. outubro de 1994;36(5):363-6.

61. Rouger P, Salmon C. La pratique des allo et auto-anticorps anti-érythrocytes. Paris: Masson; 1981.

62. Hoppe C, Klitz W, Vichinsky E, Styles L. HLA type and risk of alloimmunization in sickle cell disease. Am. J. Hematol. 2009;84(7):462-4.

63. Schonewille H, Doxiadis IIN, Levering WHBM, Roelen DL, Claas FHJ, Brand A. HLA-DRB1 associations in individuals with single and multiple clinically relevant red blood cell antibodies. TRANSFUSÃO. agosto de 2014;54(8):1971-80.

64. Noizat-Pirenne F, Tournamille C, Bierling P, Roudot-Thoraval F, Le Pennec P-Y, Rouger P, et al. Relative immunogenicity of Fya and K antigens in a Caucasian population, based on HLA class II restriction analysis. TRANSFUSÃO. agosto de 2006;46(8):1328-33.

65. Picard C, Frassati C, Basire A, Buhler S, Galicher V, Ferrera V, et al. Positive association of DRB1 04 and DRB1 15 alleles with Fya immunization in a Southern European population. TRANSFUSÃO. Nov 2009;49(11):2412-7.

66. Stephen J, Cairns LS, Pickford WJ, Vickers MA, Urbaniak SJ, Barker RN. Identification, immunomodulatory activity, and immunogenicity of the major helper T-cell epitope on the K blood group antigen. Blood. junho de 2012;119(23):5563-74.

67. Brantley SG, Ramsey G. Red cell alloimmunization in multitransfused HLA-typed patients. TRANSFUSION. Out 1988;28(5):463-6.

68. Yu J, Heck S, Yazdanbakhsh K. Prevention of red cell alloimmunization by CD25 regulatory T cells in mouse models. Am J Hematol. agosto de 2007;82(8):691-6.

69. Bao W, Yu J, Heck S, Yazdanbakhsh K. Regulatory T-cell status in red cell alloimmunized respondedor and nonresponder mice. Blood. maio de 2009;113(22):5624-7.

70. Iikuni N, Lourenço EV, Hahn BH, La Cava A. Cutting edge: Regulatory T cells directly suppress B cells in systemic lupus erythematosus. J Immunol. agosto de 2009;183(3):1518-22.

71. Lim HW, Hillsamer P, Banham AH, Kim CH. Cutting edge: direct suppression of B cells by CD4+ CD25+ regulatory T cells. J Immunol. Oct 2005;175(7):4180-3.

72. Wing JB, Sakaguchi S. Multiple treg suppressive modules and their adaptability. Front Immunol. 2012;3:178.

73. Bao W, Zhong H, Li X, Lee MT, Schwartz J, Sheth S, et al. Immune regulation in chronically transfused allo-antibody respondedor and nonresponder patients with sickle cell disease and β-thalassemia major. Am J Hematol. Dez 2011;86(12):1001-6.

74. Bao W, Zhong H, Manwani D, Vasovic L, Uehlinger J, Lee MT, et al. Regulatory B cell Compartment in Transfused Alloimmunized and Non-alloimmunized Patients with Sickle Cell Disease. Am J Hematol. Sept 2013;88(9):736-40.

75. Godefroy E, Zhong H, Pham P, Friedman D, Yazdanbakhsh K. TIGIT-positive circulating follicular helper T cells display robust B-cell help functions: potential role in sickle cell alloimmunization. Haematologica. Nov 2015;100(11):1415-25.

76. Tatari-Calderone Z, Tamouza R, Le Bouder GP, Dewan R, Luban NLC, Lasserre J, et al. A associação de polimorfismos CD81 com aloimunização na doença falciforme. Clin Dev Immunol;2013.

77. Meinderts SM, Gerritsma JJ, Sins JWR, de Boer M, van Leeuwen K, Biemond BJ, et al. Identification of genetic biomarkers for alloimmunization in sickle cell disease. Br J Haematol. setembro de 2019;186(6):887-99.

78. Hendrickson JE, Chadwick TE, Roback JD, Hillyer CD, Zimring JC. Inflammation enhances consumption and presentation of transfused RBC antigens by dendritic cells. Blood. outubro de 2007;110(7):2736-43.

79. Trombetta ES, Mellman I. Cell biology of antigen processing in vitro and in vivo. Annu Rev Immunol. 2005;23:975-1028.

80. Hendrickson JE, Hod EA, Perry JR, Ghosh S, Chappa P, Adisa O, et al. A aloimunização a glóbulos vermelhos HOD transfundidos não está aumentada em ratinhos com doença falciforme. TRANSFUSÃO. Feb 2012;52(2):231-40.

81. Hibbert JM, Hsu LL, Bhathena SJ, Irune I, Sarfo B, Creary MS, et al. Proinflammatory cytokines and the hypermetabolism of children with sickle cell disease. Exp Biol Med Jan 2005;230(1):68-74.

82. Bourantas KL, Dalekos GN, Makis A, Chaidos A, Tsiara S, Mavridis A. Acute phase proteins and interleukins in steady state sickle cell disease. Eur J Haematol. julho de 1998;61(1):49-54.

83. Jison ML, Munson PJ, Barb JJ, Suffredini AF, Talwar S, Logun C, et al. Blood mononuclear cell gene expression profiles characterize the oxidant, hemolytic, and inflammatory stress of sickle cell disease. Blood. julho de 2004;104(1):270-80.

84. Platt OS. A anemia falciforme como uma doença inflamatória. J Clin Invest. agosto de 2000;106(3):337-8.

85. Yazer MH, Triulzi DJ, Shaz B, Kraus T, Zimring JC. Does a febrile reaction to platelets predispose recipients to red blood cell alloimmunization? TRANSFUSÃO. junho de 2009;49(6):1070-5.

86. Papay P, Hackner K, Vogelsang H, Novacek G, Primas C, Reinisch W, et al. High risk of transfusion-induced alloimmunization of patients with inflammatory bowel disease. Am J Med. Jul 2012;125(7):717.e1-8.

87. Fasano RM, Booth GS, Miles M, Du L, Koyama T, Meier ER, et al. Red blood cell alloimmunization is influenced by recipient inflammatory state at time of transfusion in patients with sickle cell disease. Br J Haematol. Jan 2015;168(2):291-300.

88. Lezcano NE, Odo N, Kutlar A, Brambilla D, Adams RJ. Regular transfusion lowers plasma free hemoglobin in children with sickle-cell disease at risk for stroke. STROKE. junho de 2006;37(6):1424-6.

89. Reiter CD, Wang X, Tanus-Santos JE, Hogg N, Cannon RO, Schechter AN, et al. Cell-free haemoglobin limits nitric oxide bioavailability in sickle-cell disease. Nat Med. Dez 2002;8(12):1383-9.

90. Ryter SW, Alam J, Choi AMK. Heme oxygenase-1/carbon monoxide: from basic science to therapeutic applications. Physiol Rev. abril de 2006;86(2):583-650.

91. Nath KA, Balla G, Vercellotti GM, Balla J, Jacob HS, Levitt MD, et al. Induction of heme oxygenase is a rapid, protective response in rhabdomyolysis in the rat. J Clin Invest. julho de 1992;90(1):267-70.

92. Zhong H, Bao W, Friedman D, Yazdanbakhsh K. Hemin controls T cell polarization in sickle cell alloimmunization. J Immunol. Jul 2014;193(1):102-10.

93. Zhong H, Yazdanbakhsh K. Differential control of Helios(+/-) Treg development by monocyte subsets through disparate inflammatory cytokines. Blood. março de 2013;121(13):2494-502.

94. Circular n.º 32/15, de 11 de maio de 2015, relativa à segurança transfusional (Ministério da Saúde Pública da República da Tunísia).

95. Anstee DJ. Red cell genotyping and the future of pretransfusion testing. Blood. 9 de julho de 2009; 114(2):248-56.

96. Rodrigues C, Sell AM, Guelsin GAS et al. Polimorfismos HLA e risco de aloimunização de glóbulos vermelhos em pacientes politransfundidos com anemia falciforme.Transfus Med.2017 Dec;27(6):437-443.

97. Bachmeyer C, Maury J, Parrot A, et al. Rituximab como um tratamento eficaz da síndrome de hiper-hemólise na falcização. *Am J Hematol.* 2010;85(1):91-92.

98. Reff ME, Carner K, Chambers KS, et al. Depleção de células B in vivo por um anticorpo monoclonal humano de ratinho quimérico para CD20. Blood.1994;83(2):435-445.)

99. FrancoSalinas G, Mai HL, Jovanovic V, et al. O bloqueio do TNFabroga a indução de respostas humorais dependentes de células T num modelo de alotransplante. J LeukocBiol. 2011;90(2):367-375.).

100 Turhan A, Weiss LA, Mohandas N, Coller BS, Frenette PS. Papel primário dos leucócitos aderentes na oclusão vascular das células falciformes: um novo paradigma.ProcNatlAcadSci U S A. 2002;99(5):3047-3051.

101. Tracey D, Klareskog L, Sasso EH, Salfeld JG, Tak PP. Mecanismos de ação dos antagonistas do fator de necrose tumoral: uma revisão exaustiva. PharmacolTher. 2008;117(2):244-279.

102 Wallace KL, Linden J. Adenosine A2A receptors induced on iNKT and NK cells reduce pulmonary inflammation and injury in mice with sickle cell disease. *Blood.* 2010;116 (23):5010-5020.

103. Ford ML, Larsen CP.Translating costimulation blockade to the clinic: lessons learned from three pathways. ImmunolRev. 2009;229 (1):294-306.

104. Hall AM, Cairns LS, Altmann DM, Barker RN, Urbaniak SJ. Immune responses and tolerance to the RhDblood group protein in HLA-transgenicmice. *Blood.* 2005;105(5):2175-2179.

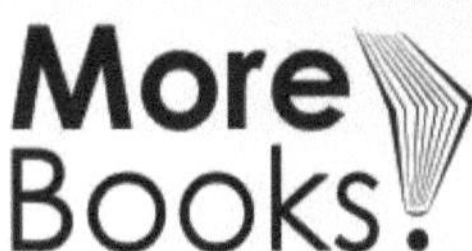

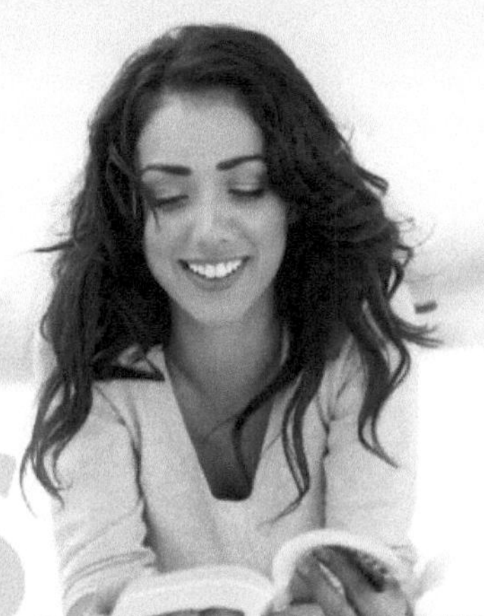

Buy your books fast and straightforward online - at one of world's fastest growing online book stores! Environmentally sound due to Print-on-Demand technologies.

Buy your books online at
www.morebooks.shop

Compre os seus livros mais rápido e diretamente na internet, em uma das livrarias on-line com o maior crescimento no mundo! Produção que protege o meio ambiente através das tecnologias de impressão sob demanda.

Compre os seus livros on-line em
www.morebooks.shop

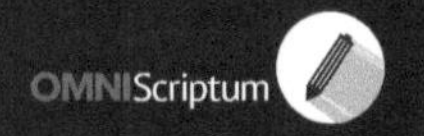

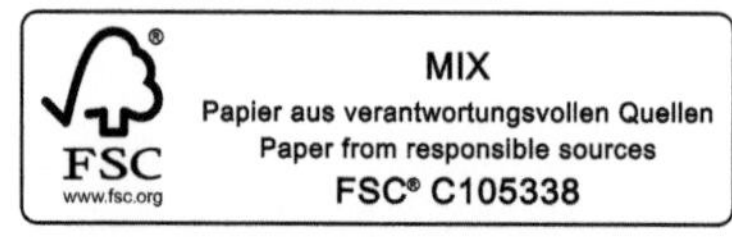

Printed by Books on Demand GmbH, Norderstedt / Germany